FACULTÉ DE MÉDECINE DE PARIS. N° 192.

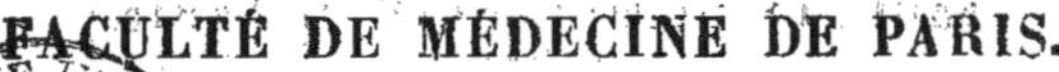

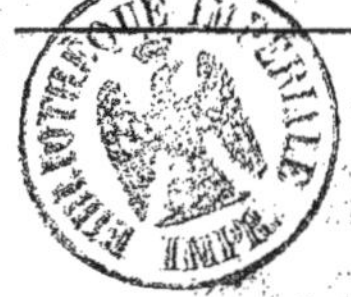

THÈSE

POUR

LE DOCTORAT EN MÉDECINE,

Présentée et soutenue le 12 décembre 1862,

Par Auguste-Ferdinand JASSERON,

né à Aranc (Ain),

ancien Interne en Médecine provisoire des Hôpitaux de Paris.

DES

PARALYSIES RHUMATISMALES.

Le Candidat répondra aux questions qui lui seront faites sur les diverses parties de l'enseignement médical.

PARIS.

RIGNOUX, IMPRIMEUR DE LA FACULTÉ DE MÉDECINE,

rue Monsieur-le-Prince, 31.

1862

1862. — Jasseron.

FACULTÉ DE MÉDECINE DE PARIS.

Doyen, M. RAYER.

Professeurs. MM.

Anatomie . . . . JARJAVAY.
Physiologie . . . . LONGET.
Physique médicale . . . . GAVARRET.
Histoire naturelle médicale . . . . MOQUIN-TANDON.
Chimie organique et chimie minérale . . . . . . WURTZ.
Pharmacologie . . . . REGNAULD.
Hygiène . . . . BOUCHARDAT.
Médecine comparée . . . . RAYER.
Histologie . . . . ROBIN.
Pathologie médicale . . . . N. GUILLOT. MONNERET.
Pathologie chirurgicale . . . . DENONVILLIERS. GOSSELIN.
Anatomie pathologique . . . . CRUVEILHIER.
Pathologie et thérapeutique générales . . . . . . ANDRAL.
Opérations et appareils . . . . MALGAIGNE.
Thérapeutique et matière médicale . . . . . . GRISOLLE.
Médecine légale . . . . TARDIEU.
Accouchements, maladies des femmes en couches et des enfants nouveau-nés . . . .
Clinique médicale . . . . BOUILLAUD. ROSTAN. PIORRY. TROUSSEAU.
Clinique chirurgicale . . . . VELPEAU. LAUGIER. NÉLATON. JOBERT DE LAMBALLE.
Clinique d'accouchements . . . . DEPAUL.

Doyen honoraire, M. le Baron PAUL DUBOIS. — *Professeur honoraire*, M. CLOQUET.

Agrégés en exercice.

MM. AXENFELD.	MM. DUCHAUSSOY.	MM. LABOULBÈNE.	MM. REVEIL.
BAILLON.	EMPIS.	LIÉGEOIS.	SÉE.
BAUCHET.	FANO.	LORAIN.	TARNIER.
BLOT.	FOUCHER.	LUTZ.	TRÉLAT.
CHARCOT.	GUILLEMIN.	MARCÉ.	VULPIAN.
CHAUFFARD.	HÉRARD.	PARROT.	
DOLBEAU.	HOUEL.	POTAIN.	

Agrégés libres chargés de cours complémentaires.

Cours clinique des maladies de la peau . . . . MM. HARDY.
— des maladies syphilitiques . . . . VERNEUIL.
— des maladies des enfants . . . . ROGER.
— des maladies mentales et nerveuses . . . . LASÈGUE.
— d'ophthalmologie . . . . FOLLIN.
— des maladies des voies urinaires . . . . VOILLEMIER.

Chef des travaux anatomiques, M. SAPPEY, agrégé hors cadre.

Agrégés stagiaires.

MM.

Examinateurs de la thèse.

MM. MONNERET, *président*; VELPEAU, LABOULBÈNE, TRÉLAT.

M. BOURBON, *Secrétaire*.

Par délibération du 9 décembre 1798, l'École a arrêté que les opinions émises dans les dissertations qui lui seront présentées doivent être considérées comme propres à leurs auteurs, et qu'elle n'entend leur donner aucune approbation ni improbation.

A M. MONNERET,

Professeur de Pathologie interne à la Faculté de Médecine de Paris,
Médecin de l'Hôtel-Dieu.

Reconnaissance affectueuse.

A M. BOULEY,

Médecin de l'hôpital Necker.

A MM. BOUVIER, ROGER, FOLLIN, FOUCHER, MAISONNEUVE, GOSSELIN, MALGAIGNE,

MES MAÎTRES DANS LES HÔPITAUX ET A LA FACULTÉ.

A MES AMIS

BRUN, METAXAS ET TOUILLON.

DES

PARALYSIES RHUMATISMALES.

On doit entendre sous le nom de *paralysie rhumatismale* toute paralysie se déclarant sous l'influence de la diathèse rhumatismale. Boerhaave et Van Swieten, Cullen, Hoffmann, Bosquillon, J. Frank, en font mention. Sauvages reconnaissait une paralysie qui succédait aux douleurs de la goutte et du rhumatisme ; dans sa nosologie (*de Hemiplexia, apoplexia* d'Hippocrate), il parle de l'hémiplégie et de l'apoplexie rhumatismale, et reconnaît, comme caractère de cette paralysie, son extinction au retour des douleurs : *mitescit maxime, dolore remittente.*

Musgrave cite le cas d'un homme sobre, atteint de douleurs aux bras et aux cuisses, dont les pieds devinrent douloureux, rouges et gonflés. Après un traitement opéré par un charlatan, la douleur s'apaisa au bout de peu de temps, mais le mal se porta à la tête et produisit de la somnolence ; le malade fut frappé d'apoplexie avec hémiplégie gauche. Aaprès quelques jours d'un traitement actif, le malade put marcher avec un restant de faiblesse.

Villeneuve, dans le Dictionnaire en 60 volumes, écrit, à l'article *Rhumatisme* : « Il semble qu'à un degré modéré de la maladie, ce n'est pas seulement la douleur qui suspend la contraction, mais qu'il y a dans le muscle affecté une diminution de l'aptitude à se contracter ; cette diminution devient plus manifeste quand elle survit à la douleur. On sait, de plus, qu'il y a, dans la pratique, des cas de rhumatisme chronique qui paraissent se confondre avec une légère touche de paralysie.

« Au rhumatisme chronique musculaire, succède parfois un état de paralysie. Burdin rapporte, dans le *Bulletin de l'Athénée de médecine*, février 1808, l'observation d'un homme dont le bras gauche était complètement atrophié par suite d'un rhumatisme chronique; l'épaule était paralysée, tandis que l'avant-bras jouissait de tous ses mouvements. Dans quelques cas, le rhumatisme est la cause de la paralysie, et peut, pendant un certain temps, subsister avec elle. D'autres fois la paralysie se manifeste en même temps, comme cela eut lieu chez un malade dont il est question dans le 2ᵉ volume des Consultations de Barthez, Bouvard et autres. Ce qu'il y a de remarquable, c'est que dans le cas de paralysie, les douleurs sont aussi vives que s'il n'y avait aucune lésion de la sensibilité. Buchoz, dans sa *Médecine pratique*, rapporte deux cas dans lesquels il est dit que les malades se plaignaient de vives douleurs. »

Griffoullière publie en 1840, dans le *Journal des connaissances médico-chirurgicales*, un mémoire sur les paralysies rhumatismales : pour lui le rhumatisme produit la paralysie en envahissant le système nerveux par les extrémités périphériques ou par les centres nerveux.

Tous les auteurs qui ont écrit sur les paralysies, dans ces dernières années, ont fait une classe à part pour les paralysies rhumatismales. Abeille (*Paraplégie; Moniteur des hôpitaux*, 1854), Parmentier (*Paralysie des membres supérieurs; Moniteur des hôpitaux*, 1855), Macario (*Paralysies essentielles; Gazette médicale*, 1857), Kraus (thèse sur les *paralysies sans lésions appréciables*; Liége, 1861).

Diverses observations sont disséminées, en outre, dans les journaux. Chomel en a parlé dans ses cliniques, et M. Trousseau a appelé l'attention sur plusieurs cas qui se sont présentés à l'Hôtel-Dieu. M. Monneret, dans sa *Pathologie générale* et dans ses cours, a réhabilité la diathèse rhumatismale, un peu délaissée par l'école anatomo-pathologique; il représente le rhumatisme s'attaquant aux centres nerveux et y amenant la congestion, l'inflammation, ou bien agissant sur eux et sur les nerfs comme une névrose, et déterminant, comme tel, des désordres graves de la motilité et de la sensibilité; il a appelé l'attention sur l'atteinte que le rhumatisme porte à la contractilité musculaire en se fixant sur ces organes : c'est dire combien il admet de sources de la paralysie rhumatismale.

Paralysie tenant à un rhumatisme musculaire.

Nous ne saurions mieux faire que de résumer l'histoire du rhumatisme musculaire, telle que l'a donnée M. Monneret dans son cours de cette année. Pour ce professeur, le rhumatisme musculaire est essentiellement caractérisé : 1° par la douleur, 2° par la diminution de la contractilité musculaire.

Lésions anatomiques. — Nulles au début, et dans beaucoup de cas à toutes les périodes de la maladie, les altérations sont souvent la dégénérescence graisseuse, l'atrophie, avec changement de couleur, diminution de consistance : elles ont été signalées par les anciens auteurs, par Morgagni entre autres.

Rhumatisme musculaire aigu.

Symptômes locaux. Les signes physiques sont nuls d'abord : pas de volume, de coloration, de consistance, de chaleur anormale; ce n'est qu'à la suite de l'atrophie que les muscles perdent de leur saillie, deviennent flasques, et laissent prendre une mauvaise position aux membres, qu'ils ne soutiennent plus.

Les douleurs musculaires sont très-variées : leur siége n'est pas toujours distinct dès le début ; mais, au lieu de rester vague, confuse, la douleur peut se concentrer sur certains points bien limités, comme dans les névralgies ; d'autres fois elle reste toujours profonde et disséminée. Tantôt sourde, tantôt vive et lancinante, elle est fixe et non erratique, se développe spontanément, et mieux encore sous l'influence de la pression et des mouvements qui la font naître ou l'exaspèrent. Elle est continue dans sa marche ou rémittente, et dans ce dernier cas, elle présente une exaspération, surtout le soir et la nuit, et rend souvent tout sommeil impossible; la chaleur et l'obscurité paraissent l'augmenter.

Outre la difficulté que la douleur met aux mouvements, il existe un autre obstacle, dû à la paralysie des fibres musculaires elles-mêmes, qui ne se contractent plus sous l'influence de la volonté; cette paralysie peut être légère, et alors elle passe inaperçue, surtout quand d'autres muscles suppléent celui qui est atteint : mais aussi elle peut être complète et arriver jusqu'à son dernier terme en l'espace de quelques heures.

La *contractilité électro-musculaire* survit et reste ordinairement intacte; elle est quelquefois abolie, quoi qu'en dise M. Duchenne, mais ce n'est que plus tard. L'acupuncture peut parfois réveiller la contractilité, quand les courants induits n'y font plus rien.

La sensibilité électrique est exagérée, d'après M. Duchenne; Becquerel et Tripier soutiennent qu'elle est normale. Du reste, il est difficile d'apprécier des différences légères dans la sensibilité électrique, le passage des courants étant toujours très-pénible chez un grand nombre de personnes.

La sensibilité cutanée est presque toujours modifiée au niveau des muscles atteints; il y a tantôt de l'hyperesthésie, tantôt de l'anesthésie, de l'analgésie, ou bien des sensations morbides dues à la perversion de la sensibilité. La peau peut être insensible au toucher, à la température, au pincement, aux piqûres et à toute douleur provoquée, tandis qu'elle éprouve des douleurs spontanées très-vives. Quand la maladie est de longue durée, les muscles finissent par s'atrophier, et la paralysie, qui ne revenait d'abord qu'au moment des exacerbations ou des attaques, peut devenir définitive et permanente. A cette dégénérescence graisseuse du muscle, s'ajoute l'amaigrissement du membre réduit à l'immobilité : on observe des saillies ou des dépressions anormales à l'état de repos. Ainsi le moignon de l'épaule s'abaisse et s'aplatit, avec saillie de l'acromion, par l'atrophie du deltoïde; les masses musculaires de l'avant-bras, les éminences thénar et hypothénar s'effacent, et les os deviennent appréciables sous la peau. Comme dans les autres paralysies, les mouvements de flexion, d'extension, de pronation, de supination, deviennent incomplets ou impossibles. Il en est de même pour les membres inférieurs. Il y a de la gêne ou une impossibilité plus ou moins complète des mouvements : parfois des craquements se font sentir dans les muscles pendant les déplacements volontaires ou provoqués ; ces craquements paraissent dus à la rigidité des fibres musculaires qui se rompent sous l'influence des tractions. A la suite de ces ruptures fibrillaires, il y a naturellement redoublement au retour des douleurs ; les chirurgiens ont signalé depuis longtemps ces espèces de douleurs lombaires, revenant à la suite d'efforts.

Marche.—Le rhumatisme musculaire est essentiellement paroxystique : il marche par attaques, et entre celle-ci, il reste ordinairement quelques symptômes locaux, des sensations vagues de douleur, de l'engourdissement, une certaine difficulté dans les mouvements, qui sont moins énergiques.

Rhumatisme musculaire chronique.

Appelé aussi rhumatisme fibreux, erratique, vague, douleur rhumatoïde ; il siége, comme le rhumatisme aigu, de préférence dans les gouttières lombaires, dans les muscles de la partie postérieure du cou, de la poitrine et des membres ; souvent il n'occupe qu'un seul muscle, le deltoïde, le soléaire, le grand pectoral.....

Tantôt il est fixe, et occupe constamment, quoique avec exacerbations irrégulières, le même lieu ; il semble alors s'implanter dans une région sans en jamais sortir. D'autres fois, et cette forme est de beaucoup la plus fréquente, le rhumatisme chronique est mobile ; il est alors caractérisé par des douleurs intermittentes, irrégulières, qui se font sentir tantôt dans un point, tantôt dans un autre, tantôt dans plusieurs à la fois. Les douleurs peuvent être lancinantes, erratiques, et se porter incessamment d'un lieu à un autre ; d'autres fois elle persiste quelque temps dans la même région, et ce n'est qu'au bout de plusieurs jours qu'elle émigre ailleurs. Continues ou rémittentes, et même franchement intermittentes, elles sont assez souvent rappelées par le froid, l'humidité, les variations atmosphériques, la direction des vents, les écarts de régime, la fatigue ; toutes ces causes ne sont pas non plus sans influence sur la marche et l'intensité de la maladie. Il se joint une douleur, une gêne plus ou moins grande des mouvements ; les muscles s'affaiblissent, s'atrophient graduellement, et la contractilité diminue d'autant. Les muscles atteints sont le siége d'engourdissement, de fourmillements, de froid, ou d'une chaleur quelquefois très-vive, qui force le malade à se tenir découvert la nuit.

Dans le rhumatisme musculaire aigu ou chronique, la paralysie ne marche pas toujours du même pas que la douleur ; elle peut la devancer, naître avec elle, disparaître en même temps, ou lui survivre un temps plus ou moins long ; elle persiste quelquefois après la première attaque, mais le plus souvent ce n'est qu'après plusieurs qu'elle devient permanente ; et elle a d'autant plus de tendance à persister et à augmenter, que les accès reviennent plus souvent. Elle siége dans les muscles qui ont souffert ; mais elle n'est pas toujours en rapport avec les douleurs, ni pour l'intensité, ni pour l'étendue ; telle région qui aura beaucoup souffert sera peu ou pas paralysée ; tel membre sera très-affaibli, sans avoir de douleurs vives.

La paralysie participera à la marche de la maladie rhumatismale ; plus soudaine dans le rhumatisme musculaire aigu, elle sera plus lente dans le rhumatisme mulculaire chronique, et dans ce dernier cas, elle aura tantôt de la tendance à se disséminer sur plusieurs muscles, tantôt elle s'acharnera sur un seul, ou sur un groupe musculaire. Dans les deux cas elle peut durer longtemps ; car ce caractère lui appartient bien plus qu'aux paralysies subites qui se développent par une espèce de métastase dans le rhumatisme articulaire ;

et alors elle amène l'impotence des membres par l'atrophie musculaire qui en est la suite. Si plus tard les muscles se reconstituent, la contractilité volontaire et la contractilité électrique reviennent conjointement. Il faut souvent plusieurs mois, et même quelques années, pour que les muscles recouvrent le plein exercice de leurs fonctions.

Les symptômes généraux ne sont d'abord que ceux de la diathèse ; mais, pour peu que le rhumatisme dure longtemps, les douleurs amenant l'inaction, la perte du sommeil, l'appétit est languissant, la digestion devient souvent longue, pénible, douloureuse, et le malade présente bientôt tous les signes de l'anémie.

Nature. C'est une névralgie siégeant dans les filets nerveux du muscle (Rochoux, Cruveilhier, Valleix). D'après cette opinion, il faudrait reconnaître à la névralgie musculaire la propriété spéciale d'altérer la contractilité des muscles, caractère qui n'appartient pas à la névralgie ordinaire.

Est-ce une myosite? Il n'y a aucun des caractères physiques de l'inflammation.

L'affection rhumatismale a amené dans le muscle une modification dont nous ignorons la nature, mais qui suspend la contractilité musculaire (Becquerel).

Du moment qu'on admet que le rhumatisme peut s'attaquer aux différentes parties du système nerveux, il n'y a pas grande témérité à émettre l'hypothèse suivante : Le rhumatisme, en s'attaquant aux nerfs sensitifs, amène de la douleur, de l'anesthésie ; en atteignant les nerfs moteurs, il produit la paralysie ; et s'il envahit les nerfs trophiques, il y a atrophie, dégénérescence ; c'est peut-être bien alors, et même avant l'atrophie, que la contractilité électro-musculaire disparaît. Quand le nerf moteur est atteint, il n'y a plus de contraction volontaire ; mais la contractilité électrique subsiste, le muscle conservant, comme on sait, sa contractilité indépendamment du système nerveux.

Rhumatisme musculaire des membres inférieurs débutant par de la paralysie.

D..... (Louis), terrassier, 42 ans, entre à l'hôpital Necker (salle Saint-Jean, n° 7) le 3 novembre 1862. Il s'était toujours bien porté jusqu'à l'année dernière, et n'avait jamais eu de rhumatisme pendant quatorze ans de service militaire ; il y a quelques années, il éprouva quelques douleurs dans les jambes à la suite d'un travail forcé, mais elles cessèrent immédiatement par le repos. Il y a un an, il fut pris par une averse en travaillant et garda ses vêtements mouillés toute la journée ; il ne put pas se réchauffer même en s'occupant activement jusqu'au soir ; il dormit assez bien la nuit, mais le lendemain il était faible sur ses pieds ; il avait les jambes coupées, selon son expression ; cette faiblesse, qui s'arrêtait d'abord à mi-jambe, remonta peu à peu, et, au bout de deux mois, atteignit le genou. Ce ne fut que quelques semaines après le début de la maladie que des douleurs apparurent dans le pied, elles gagnèrent ensuite rapidement la jambe et la cuisse ; ces douleurs étaient vives, lancinantes, disséminées un peu partout, profondes et non cutanées ; elles revenaient de préférence le matin, sous l'influence du froid, et se dissipaient alors par la chaleur. Deux mois après le début de la maladie, la faiblesse vint ajouter de l'incertitude dans les mouvements ; il marchait comme un homme ivre, et ses camarades étaient étonnés de le voir gris en arrivant le matin à son travail ; il ne pouvait marcher la nuit sans risquer de tomber à chaque pas. En même temps, apparurent des fourmillements dans les membres, avec de l'engourdissement et de l'anesthésie ; il semblait au malade que ses pieds étaient de bois quand il les mettait en contact l'un avec l'autre. Ces divers troubles, une fois déclarés, ne persistèrent pas toujours avec la même intensité ; ils étaient plus marqués pendant des périodes de huit jours, de quinze jours, et cessaient pendant un intervalle de temps égal pour permettre au malade de reprendre son travail ; il ne se plaignait alors que d'un peu de faiblesse. A son entrée, le malade est paraplégique avec anesthésie : la station est impossible ; il y a eu deux jours de rétention d'urine, à laquelle succède une incontinence qui dure huit jours ; il y a incontinence des matières fécales pendant deux jours ; la fièvre est assez vive et présente une exacerbation le soir ; elle dure jusqu'au 10 décembre, et alors le malade paraît amaigri. La paralysie a diminué avant la fièvre ; la station est d'abord impossible et par la faiblesse et par l'incertitude des mouvements ; mais l'amélioration est assez rapide pour que le malade s'en aille le 16 novembre avec l'intention de travailler. Pendant cette attaque, il n'y a pas eu de douleurs dans les membres ; mais, sous l'influence de la strychnine qu'on lui a administrée pendant huit jours, il y a eu des secousses très-douloureuses dans les membres paralysés.

Paralysie rhumatismale des membres inférieurs, marquée surtout par l'anesthésie.

L..... (Vivien-Désiré), 35 ans, maçon, entre dans la salle Saint-Jean, n° 36, le 11 novembre; pas de maladie antérieure qu'une scarlatine à 17 ans; il a passé deux ans en Crimée, exposé souvent à un froid intense, avec des vêtements mouillés quelquefois pendant deux ou trois jours de suite. En quittant le service militaire, en 1858, il reprit son état de maçon; quelques mois avant le début de sa maladie, il a travaillé à la construction d'un puits, et, pendant plus de six semaines, il a travaillé les pieds dans l'eau et le dos mouillé par l'eau qui dégouttait des parois de la fosse.

Il y a dix-huit mois, il commença à ressentir dans le pied et la jambe gauches des élancements comparables à des coups d'aiguille; au bout de six mois les mêmes douleurs s'emparèrent du pied droit, puis de la jambe; enfin les deux cuisses furent prises à leur tour. Ces douleurs étaient intermittentes, duraient de deux à cinq heures, revenaient après un intervalle de quatre à huit jours, à n'importe quel instant de la journée, assez souvent sous l'influence du froid; elles ne forçaient pas toujours le malade d'interrompre son travail: quand elles étaient assez vives pour cela, les membres restaient faibles une heure environ après l'accès; rarement elles éclataient dans les deux membres à la fois, et alors elles étaient bornées aux deux cuisses; mais depuis que les deux membres furent atteints, ils étaient également sujets aux attaques. Cela dura un an. Il y a bien six mois, il commença à éprouver de l'incertitude dans la marche; il ne pouvait monter à l'échelle qu'avec les deux mains libres pour s'aider; il marchait bien sur le sol, mais il ne pouvait porter un fardeau, comme un sac de plâtre, sans tituber comme un homme ivre; cette incertitude dans les mouvements des membres a augmenté jusqu'à ce jour, et depuis deux mois, le malade a dû interrompre son travail. Aujourd'hui les membres inférieurs ne présentent rien d'anormal et ne paraissent pas amaigris; les muscles se contractent énergiquement pour étendre ou fléchir le pied, la jambe ou la cuisse, tant que le malade est couché; la sensibilité cutanée des pieds et des jambes est émoussée; les impressions légères passent inaperçues; le pincement, les piqûres, sont sentis; le malade dit qu'il ne sent pas les graviers qui sont dans son soulier. Quand il ferme les yeux, il ne peut dire s'il a des bas, et quand on vient à croiser ses jambes ou ses pieds, il ne peut indiquer leur position respective; il lui semble qu'il a aux pieds un poids de 20 livres. Quand il est debout, les pieds nus, il distingue le parquet du carreau ; mais, s'il a des souliers, il ne sait plus sur quel sol il marche ; quand il avance, il lui faut au moins une largeur d'un demi-mètre ; il vacille un peu à droite et à gauche, tout en regardant attentivement la place où il met le pied ; il perd facilement l'équilibre s'il fait un grand pas. Cependant ses jambes ne font pas de mouvements désordonnés à droite ou à gauche; il n'y a pas d'élément spasmodique; il ne peut monter un escalier sans s'appuyer; debout, les yeux ouverts, il ne pourrait rester complétement immobile sans appui; s'il ferme les yeux, il chancelle tout à coup et perd l'équilibre; quand il se met en marche, ce sont les premiers pas qui sont les plus incertains. Il ne sent pas de faiblesse, travaillait encore, il se fatiguait facilement dans les derniers temps.

Les douleurs lancinantes qui revenaient par accès sont remplacées depuis deux mois par des fourmillements presque continuels siégeant aux faces dorsale et plantaire des pieds, et par une sensation de froid s'irradiant des malléoles jusqu'à l'extrémité des orteils; il y a un mois, l'engourdissement occupait les deux pieds, maintenant il remonte aux genoux.

Depuis dix-huit mois il arrive parfois au malade de perdre son urine sans s'en apercevoir, le canal de l'urèthre est frappé d'anesthésie; le passage de l'urine n'y produit aucune sensation; le sphincter vésical est affaibli; le malade est obligé d'uriner toutes les deux ou trois heures, et sitôt que le besoin se manifeste, il est obligé de le satisfaire; parfois même l'écoulement de l'urine se fait goutte à goutte sans qu'il s'en aperçoive, et quand ses vêtements mouillés l'en avertissent, il ne peut l'arrêter. D'ordinaire il est réveillé la nuit par le besoin d'uriner; mais si le sommeil est profond, si les boissons ont été abondantes, il est à peu près sûr de pisser au lit. Les urines, du reste, sont normales, en qualité et en quantité. Le jet est faible.

Il n'y a jamais eu incontinence des matières fécales; selle tous les jours ou tous les deux jours.

État général excellent, bon appétit ; sommeil régulier depuis qu'il n'y a plus de douleurs. La sensibilité électrique est normale ainsi que la contractilité électro-musculaire. Quand les muscles se contractent sous l'influence de l'électricité, le malade en a conscience.

Paralysie rhumatismale de l'avant-bras.

Un terrassier de 39 ans entra, le 6 janvier 1853, dans le service de M. Sandras, à l'hôpital Beaujon, pour se faire traiter de la paralysie de l'avant-bras gauche. Cet homme, que sa profession expose à de fréquents refroidissements, avait commencé à ressentir, une dizaine de jours auparavant, pendant qu'il travaillait, des douleurs et des picotements dans l'avant-bras gauche.

Le soir, les mouvements avaient beaucoup perdu en énergie : toute la nuit, il avait ressenti dans la partie des douleurs qui l'obligeaient souvent à la découvrir, et, le lendemain, il y avait paralysie complète de l'avant-bras. Tous les muscles de l'avant-bras, fléchisseurs, extenseurs, pronateurs, supinateurs, sont presque complétement paralysés; la main, abandonnée à son propre poids, retombe inerte, la sensibilité est obtuse. La peau de la partie paralysée est le siége de fourmillements incessants, tandis que les parties profondes sont le siége de douleurs qui s'exaspèrent la nuit. Il y a un picotement très-vif à l'extrémité palmaire des doigts; les muscles du bras et de l'épaule ont au contraire conservé toute leur énergie et la peau toute sa sensibilité.

Le 7 janvier, M. Sandras fit une première électrisation avec son appareil électro-magnétique. Il appliqua les excitateurs métalliques munis d'éponges, tantôt directement sur les muscles, tantôt sur les nerfs médian, cubital et radial. Quoique l'appareil fût gradué au maximum, ce ne fut qu'au bout de huit minutes qu'il se manifesta un retour marqué dans la sensibilité et la contractilité. Le malade, après la séance, put serrer avec assez de force la main qu'on lui présentait. Il est vrai que ces résultats ne se maintinrent pas complétement, mais il resta néanmoins ce jour-là une grande amélioration. Les jours suivants, les douleurs et les fourmillements diminuèrent peu à peu. Deux nouvelles électrisations furent pratiquées le 10 et le 15, et activèrent la guérison.

Ce malade ne s'était jamais exposé aux émanations saturnines, il n'avait eu aucun accident syphilitique. L'invasion de la paralysie, sans aucune autre cause appréciable qu'un refroidissement, l'absence des troubles cérébraux et de douleurs rachidiennes, l'intégrité parfaite des fonctions de la peau et des muscles de l'épaule et du bras, tout s'accordait à indiquer une paralysie limitée aux extrémités des cordons nerveux, et, selon toute probabilité, de nature rhumatismale.

Paralysies dont le siége est en dehors des muscles.

Au lieu de persister dans les muscles, le rhumatisme peut se jeter sur les nerfs par une marche centripète et amener alors la paralysie. Les troncs nerveux présentent dans leur structure du tissu fibreux (névrilème périnèvre), et tout le monde reconnaît le privilége qu'a ce tissu d'appeler le rhumatisme, de là la compression des filets nerveux, les douleurs et la paralysie : ou bien le rhumatisme, en se jetant sur les nerfs, ne fait-il qu'y amener un mouvement fluxionnaire, comme dans les autres tissus ? de là retentissement douloureux jusque dans les muscles, arrêt ou diminution de l'influx nerveux et paralysie.

Obs. — Au n° 16, salle Saint-Bernard, est couché un ancien militaire qui a eu autrefois une paraplégie pendant six semaines, à la suite d'un bain froid prolongé. Il entre à l'hôpital avec un rhumatisme du deltoïde. Un vésicatoire appliqué sur l'épaule, suivi d'un pansement avec la morphine, fait disparaître la douleur du deltoïde; mais, le lendemain, elle se fait sentir profondément sous la clavicule, dans le plexus brachial, et en même temps la sensibilité et les mouvements du bras sont abolis. Après avoir duré une dizaine de jours, ces accidents se dissipent complétement. (*Journal des connaissances médico-chirurgicales*, 1851.)

L'observation suivante, empruntée aussi à la clinique de M. Trousseau, nous offre un exemple de rhumatisme allant de la périphérie au centre, débutant par les articulations et envahissant la moelle.

Une malade a eu, il y dix ans, la même maladie que celle qui l'amène à l'hôpital, et elle a parfaitement guéri. Cette fois-ci, les accidents ont débuté par une vive douleur dans le poignet droit, le coude et l'épaule; l'autre bras a été ensuite atteint de la même manière, puis, tout cessant dans les membres, il se déclare une violente douleur le long du rachis, avec une paralysie complète du sentiment et du mouvement dans les membres inférieurs. L'heureuse issue d'une paraplégie antérieure, les conditions dans lesquelles s'est développée celle-ci, rassurent sur le pronostic. On applique des ventouses le long du rachis, on administre la vératrine, et la guérison vient démontrer qu'on avait affaire non à une lésion organique de la moelle, mais à une simple fluxion rhumatismale.

Le rhumatisme peut parcourir successivement différents muscles, atteindre le cerveau, revenir à son point de départ, et amener une paraplégie en se portant sur la moelle.

Observation de Griffoulière.

Un maçon de 20 ans, après une pleurodynie dissipée à son origine par des sangsues, est pris, le 16 février 1840, de douleurs aux lombes, ainsi que dans les muscles et les articulations des membres inférieurs (3 saignés, diète). Dix jours après, toute douleur se taisant, il survient un délire qui dure quatre jours. On produit de nombreuses évacuations par le calomel, et le délire cesse. Mais aussitôt les premières douleurs reparaissent, accompagnées cette fois d'une diminution de la motilité des membres inférieurs, avec selles involontaires (2 saignées, diète). Le 8 mars, la fièvre diminue pour la première fois, vingt jours après le début. Bientôt après les douleurs diminuent aussi, mais la paraplégie persiste, et le malade reste pâle, débile, avec souffle aux carotides, bien que l'alimentation ait été graduellement augmentée. Le 8 avril, cinquantième jour de maladie, des douleurs sourdes persistent aux lombes et aux membres inférieurs; ces derniers sont encore si faibles, que le malade peut à peine les soulever. Deux moxas appliqués alors à la région douloureuse des reins, et appuyés de quelques toniques et de ferrugineux à l'intérieur, déterminent une rapide amélioration. Les douleurs lombaires disparaissent à l'instant, et les forces reviennent en quinze jours. Le 22 avril, le malade marchait sans appui.

L'observation 2 du même auteur a trait à un homme qui a beaucoup souffert du froid, et qui est pris à deux reprises de vertiges, d'éblouissements suivis de fièvre avec céphalalgie et insomnie, pendant plusieurs jours : deux fois ces signes du rhumatisme cérébral disparaissent rapidement et font place à des douleurs dans les bras avec faiblesse et engourdissement; les deux affections se déclarent rapidement, ne s'aggravent pas et guérissent sans peine, comme les déterminations rhumatismales.

La paralysie peut se montrer avant toute manifestation rhumatismale, comme dans le cas suivant, emprunté à la revue clinique de la *Gazette des hôpitaux* (1856).

Une jeune fille est prise tout à coup d'un frisson violent, suivi de réaction fébrile, fréquence et développement du pouls, céphalalgie intense, courbature, malaise général, douleurs de reins et affaiblissement des extrémités inférieures, c'est là le début d'une fièvre inflammatoire. La rachialgie fait penser à une variole; mais, le sixième jour se passant sans irruption, il fallut bien renoncer à cette idée. On songea alors à une congestion de la moelle ou de ses enveloppes, et on fit appliquer des ventouses scarifiées *loco dolenti*. Le lendemain, l'amélioration obtenue semblait justifier ce second diagnostic, lorsqu'il se fit une nouvelle explosion de phénomènes plus graves que les précédents. Après deux jours de bien-être, la malade fut atteinte d'hémiplégie, avec sensation de fourmillements dans le bras droit, crampes légères dans les jambes du même côté, et obscurcissement presque complet de la vue.

Tout portait à voir dans ces symptômes quelque lésion grave du cerveau. Toutefois, frappé de la mobilité des accidents, M. Trousseau ne se hâta point d'agir, commençant à soupçonner qu'il pourrait bien avoir affaire à une de ces formes bizarres de rhumatisme qui parcourent et envahissent les organes les plus éloignés et les plus divers. En effet, le surlendemain, on vit se dissiper spontanément la paralysie de la jambe et du bras, et la vue se rétablir en même temps que la malade accusait une vive douleur dans la jambe gauche. Une violente fluxion dans le genou fut la dernière scène de cette singulière maladie.

Dans un autre cas, on n'observa qu'un peu de rhumatisme musculaire; mais les manifestations menaçantes de la maladie et sa rétrocession rapide n'en firent pas moins admettre une maladie rhumatismale.

Obs. (*Revue clinique*, 1re année), citée par Macario. — Un homme est pris d'une douleur pleurodynique dans un des côtés de la poitrine, douleur qu'on prend d'abord pour un point pleurétique; mais l'absence des signes locaux caractéristiques fait rejeter cette idée. Peu de temps après, survient une pleurésie véritable bien caractérisée. Au moment où la pleurésie guérissait, survint une paraplégie complète. Deux jours après, paralysie des membres supérieurs. Le 3, un peu de somnolence. M. Trousseau ne pensait pas que le malade pût vivre plus de deux jours : il prévoyait le jour, presque le moment précis où les nerfs respiratoires allaient se prendre à leur tour et amener l'asphyxie. Deux mois après, le malade était complétement guéri.

Après une semblable terminaison, il fallait bien rejeter l'existence de toute altération de la moelle, et admettre une paralysie rhumatismale analogue à celle du facial, qui guérit de la même manière.

Si d'ordinaire les paralysies qui apparaissent dans le cours d'une maladie rhumatismale présentent pour caractère un début imprévu, un accroissement rapide, une marche irrégulière et une guérison complète, il peut arriver aussi que la paralysie se fixe sur un ou plusieurs membres et tende à s'y éterniser. L'exemple suivant, dû à Benjamin Dudley (*Gazette médicale*, 1857), va nous le montrer : il offre en outre ceci de remarquable que la paralysie ne parut qu'à la fin du rhumatisme et qu'elle était presque générale.

Obs. — X...., cordonnier, âgé de 22 ans, habitant une maison un peu humide mais bien située, avait une santé habituellement bonne. En février 1856, il fut atteint d'un rhumatisme aigu généralisé qui dura six semaines, avec de la fièvre et du délire par intervalle. (Tartre stibié, opium, calomel à doses fractionnées, puis le colchique et le bicarbonate de soude.) La fièvre cessa peu à peu; mais le malade resta très-affaibli et incapable du plus petit mouvement. La paralysie paraissait complète dans tous les muscles volontaires; la vessie et le rectum n'étaient pas atteints. Des semaines se passèrent sans amélioration.

On administra la quinine, l'ammoniaque, le fer, l'iodure de potassium, le zinc, successivement; l'électro-dynamisme fut appliqué journellement jusqu'au 21 janvier. Il va sans dire que l'épine dorsale avait été couverte de vésicatoires et de révulsifs. A cette époque, le malade pouvait remuer librement le cou, le bras droit avec peine, et quelque peu les doigts de la main droite. Il fut alors dirigé sur l'infirmerie de Northumpton, où il reçut, pendant quatre mois, les soins éclairés du Dr Webster, mais sans résultat bien marqué. Au mois de mai 1857, plus de quinze mois après l'attaque de rhumatisme, sa santé générale est bonne; il a de l'appétit, de la gaieté même, et assez d'embonpoint; il peut mouvoir la tête dans toutes les directions; il peut même, quand il est couché sur le côté gauche, se mettre sur le dos; il remue le bras droit, mais la main est renversée et ne se fléchit que bien peu. Il peut à grand'peine tenir une fourchette, et il est dans l'impossibilité de manger seul. Il remue la jambe droite quand il est sur le côté gauche, mais sans pouvoir la soulever. Les membres gauches sont entièrement paralysés. Aucune articulation n'est gonflée. La vessie et le rectum fonctionnent à merveille. La sensibilité n'a jamais été atteinte; il y aurait plutôt une légère hyperesthésie générale.

Ce n'est pas seulement dans le rhumatisme articulaire qu'on voit de ces métastases rhumatismales sur les centres nerveux. On a vu assez souvent la moelle être atteinte dans le cours d'un rhumatisme musculaire. Dans l'observation 7 de Griffoullière, on voit un malade devenir graduellement paralytique pendant un lumbago qui revenait pour la seconde fois ; il n'y eut jamais rien dans les membres inférieurs que de la paralysie : aucune douleur articulaire, musculaire ou névralgique. Pour l'auteur, le rhumatisme avait dû se propager par continuité, des lombes à la moelle et à ses enveloppes. Dans l'observation 6 du même auteur, c'est encore une paraplégie survenant à la suite d'un lumbago : ce dernier était déjà ancien et revenait souvent : les membres paralysés étaient le siége de fourmillements ; il y avait en même temps incontinence d'urine et des matières fécales.

Enfin on peut voir une paralysie survenir dans le cours de la fièvre rhumatismale.

Fièvre rhumatismale, paraplégie complète ; mort.

(Observation recueillie par M. Piedvache, interne du service.)

F..... (Jean), âgé de 24 ans, garçon marchand de vin, entre à l'hôpital Necker, salle Saint-Jean, service de M. Bouley, le 5 mai 1862. Il est à Paris depuis huit mois. Constitution molle, pas d'embonpoint ; teint pâle, mat, sans transparence, habituel chez les rhumatisants. Cependant le sujet n'a jamais été atteint de cette maladie. Dans l'enfance, un peu de scrofule, manifesté par des gourmes à la tête. Depuis l'âge de la puberté, bonne santé habituelle. Il est exposé à des refroidissements continuels en allant à une cave froide et humide au sortir d'une pièce assez chaude, mais il n'y a pas eu de cause occasionnelle plus nette.

Il y a douze jours qu'a débuté, sans prodromes, avec de la fièvre, du malaise, de la courbature, l'affection qui amène le malade à l'hôpital et dont l'intensité s'est graduellement accrue. Il a pu encore travailler jusqu'ici une partie de la journée, mais de très-bonne heure, dans la soirée, il éprouvait un léger frisson qui ne durait guère que quelques minutes ; il se couchait, et bientôt survenait une chaleur intense, avec vive coloration des téguments et brisement général ; puis, le reste de la nuit jusqu'au matin, se montraient des sueurs abondantes, surtout à la face. Cette dernière période de l'accès fébrile n'apportait aucun soulagement; elle était peut-être plus pénible que la période de chaleur.

État actuel. Fièvre peu marquée le jour, chaleur légère et douce; pouls assez grand, vite, dur, sans souplesse aucune; soif pas très-vive, courbature marquée; douleurs vagues, contusives et peu intenses, dans les membres inférieurs pendant la marche; état saburral léger, selles régulières, ventre normal; le cœur ne présente ni trouble dynamique, ni lésion physique appréciable.

6 mai. Même état général, apparition à l'épaule droite d'une douleur légère dans les mouvements un peu étendus du bras; elle n'attire que peu l'attention du malade, mais, en raison des phénomènes qui vont survenir, elle est importante à noter.

Le 8. A la visite du matin, le malade se plaint d'une douleur très-vive le long du rachis, occupant le dos et les lombes; elle paraît siéger dans les muscles des gouttières vertébrales. Il se manifeste un peu d'agitation inquiète, un peu d'anxiété respiratoire, mais on n'attache pas beaucoup d'importance à ces phénomènes.

Le 9. Douleurs vertébrales plus aiguës et s'exaspérant par la pression des apophyses; douleur en ceinture à la base du thorax, avec sentiment pénible de pesanteur à l'épigastre; anxiété précordiale modérée, hyperesthésie cutanée très-marquée des membres inférieurs, motilité intacte, sueurs plus abondantes ce matin que de coutume et très-pénibles. — Dix ventouses scarifiées le long du rachis.

Le 10. Paraplégie complète du mouvement et du sentiment dans les membres inférieurs survenue pendant la nuit; l'anesthésie cutanée s'étend jusqu'à quelques lignes au-dessous des crêtes iliaques, elle est complète pour le tact, la température et la douleur; les mouvements communiqués de la jambe ne sont pas perçus quand on a soin d'immobiliser la jambe, donc abolition de la sensibilité musculaire; mais, si on imprime des mouvements au membre tout entier, le malade peut indiquer, les yeux fermés, le membre qu'on remue (grâce probablement aux mouvements communiqués au tronc); cercle d'hyperesthésie à la base du thorax, large de trois travers de doigt; anxiété épigastrique plus marquée, 34 inspirations à la minute, douleurs rachidiennes légères, pas de roideur dans le tronc et le cou; la vessie contient une certaine quantité d'urine, le malade n'ayant pas uriné depuis la veille (cathétérisme); chaleur à la peau assez intense, soif vive, pouls grand et dur, céphalalgie légère. — Saignée de 350 grammes.

Le 11. La saignée a diminué l'anxiété; la chaleur est modérée ce matin, mais le redoublement nocturne a été prononcé, et les sueurs ont été d'une abondance excessive et bornées à la face et au cou; soif toujours vive; la paralysie a remonté de quelques centimètres; les mouvements réflexes sont peu prononcés quand on excite les membres inférieurs; quelques douleurs profondes dans la continuité des membres paralysés. — Marteau de Mayor autour des genoux; 5 pilules contenant chacune : calomel, 0,05 grammes, et extrait d'opium, 0,01 grammes.

Le 13. Mouvements réflexes faciles quand on place les jambes; incontinence d'urine, sensation d'un poids considérable à l'épigastre et sur le sternum extrêmement pénible; le calomel a provoqué quelques selles qui se sont faites à l'insu du malade.

Le 20. Secousses spontanées dans les membres inférieurs, fréquentes surtout la nuit, et réveillant le malade qui s'assoupit parfois; mouvements réflexes au moindre attouchement; amaigrissement déjà très-prononcé, soif intense; nausées fréquentes et vomissements faciles; le malade ne peut garder que du bouillon froid et de l'eau vineuse. Le calomel n'a produit qu'une action insignifiante sur les gencives, on le suspend.

Le 23. Respiration anxieuse, très-pénible et accélérée; le sacrum est le siége d'une large eschare qui commence à se former dès le cinquième jour de la paralysie; les secousses sont moins fréquentes dans les jambes. — Chlorhydrate de strichnine, 3 milligr.

Le 24. Secousses convulsives fréquentes et très-fortes dans les membres inférieurs; insomnie.

Le 27. La paralysie remonte encore; sensation d'absence de ventre fort remarquable; respiration plus facile, l'eschare est détachée; la chaleur est presque normale, mais les sueurs sont toujours très-abondantes à la face et à la poitrine; le pouls est fréquent (120), serré et assez petit. — La strichnine a été portée graduellement à 6 milligr.

Le 28. Deux secousses convulsives dans le bras gauche qui est un peu plus faible que le droit; douleurs aiguës, lancinantes, dans la continuité des membres inférieurs; secousses très-fortes.

1er juin. Amaigrissement considérable, sensation de picotement aux mollets, et cependant les mouvements communiqués à la jambe ne sont pas perçus. Vomissements fréquents, selle tous les trois ou quatre jours; l'urine qui coule continuellement est à peine alcaline et un peu trouble; pas de chaleur à la peau, mais pouls à 120. — Strichnine, 7 milligr.

Le 3. Mouvements réflexes moins facilement obtenus; secousses strichniques moins fréquentes.—Strichnine, 8 milligr.

Le 4. Respiration haute; l'anesthésie cutanée qui avait atteint l'ombilic redescend un peu.

Le 8. La respiration et le pouls ont beaucoup augmenté de fréquence; vomissements légèrement bilieux le matin depuis trois jours. — Strichnine à 9 milligr.

Le 18. Très-peu de secousses et de mouvements réflexes; l'estomac rejette presque tout, même les boissons froides; la plaie laissée par la chute de l'eschare au sacrum est rouge et a un bon aspect; quelques points osseux sont à nu. Il est à remarquer que malgré cette large surface de suppuration, qui est souvent souillée par les matières fécales, il n'y a presque pas de fièvre; on supprime la strichnine.

10 juillet. On constate que la contractilité électro-musculaire persiste; eschare aux malléoles et à un talon; l'anesthésie descend encore un peu; sensation de chaleur brûlante dans les membres inférieurs; la peau, qui depuis quelques semaines était sèche et rugueuse sur toutes les parties paralysées, se détache en écailles furfuracées; le cou, la face et les membres supérieurs, sont d'une pâleur mate remarquable; les vomissements sont moins faciles. — On reprend la strichnine à 0,010; le 23 juillet elle est portée à 0,012, sans qu'il y ait beaucoup de secousses tétaniques.

1er août. Respiration très-haute et très-pénible, un peu de catarrhe bronchique. On donne encore la strichnine quelques jours et de l'opium sans pouvoir procurer du sommeil au malade.

Le 15. Marasme effrayant; chaleur très-vive, ardente au thorax, tandis que les extrémités sont froides et un peu cyanosées. Subdélirium avec quelques hallucinations.

Le 26. Respiration entrecoupée; pouls à 160, formicant; sueurs profuses sur la poitrine. Mort dans la journée, par débilité vitale et asphyxie. Depuis deux mois le malade ne prenait qu'un peu d'eau vineuse et de lait.

Autopsie le 28.

Moelle épinière parfaitement saine à l'œil nu; les cordons, d'une consistance égale et ferme dans toute leur étendue, sont coupés par petites tranches et ne présentent rien d'anormal.

Rien de particulier dans les autres appareils.

Paralysie a frigore.

Doit-on mettre au nombre des paralysies rhumatismales celles qui surviennent subitement et sans douleurs après un refroidissement? Ces paralysies se montrent surtout aux membres inférieurs, par suite d'un froid humide intense ou prolongé : sur l'avant-bras exposé à l'air pendant le sommeil ; à la face exposée à un vent frais. Il y a là assurément une cause puissante de rhumatisme, le froid, mais une simple cause déterminante : et le froid produit une foule de maladies qu'on n'a pas songé à rattacher au rhumatisme. On ne sera sûr de la présence de la diathèse, que si elle se manifeste ensuite par d'autres symptômes sur les muscles, les articulations.

Toutefois les paralysies *a frigore* ont cette ressemblance avec les paralysies rhumatismales, qu'elles sont, en général, peu graves, se développent et rétrogradent assez rapidement, et se guérissent par les mêmes moyens ; s'il se joint à cela l'hérédité pour faire croire à un rhumatisme, on sera excusable de s'arrêter à cette idée. Dans l'exemple suivant, il n'y eut que le froid comme cause appréciable d'une paralysie généralisée ; mais l'étendue de la paralysie, la gravité de l'état général, la prostration rapide de toutes les forces, tout fut si extraordinaire, depuis le début jusqu'à la terminaison fatale, qu'on s'arrêta à l'idée d'une affection rhumatismale. Une simple impression extérieure aurait-elle pu produire cette espèce de sidération ? Il n'y avait qu'une affection agissant à la manière de névrose qui fût capable de s'emparer ainsi de toutes ces parties de l'organisme.

Cas singulier de paralysie rhumatismale rapidement mortel.

(Observation recueillie par M. Piedvache, interne du service.)

D..... (Jean), 29 ans, terrassier, entre, le 31 août 1862, dans la salle Saint-Jean, n° 5 (service de M. Bouley).

Les renseignements qu'il nous donne sont incomplets, mais conformes du reste au récit que nous fait sa femme dans l'après-midi. D'une bonne santé habituelle, il paraîtrait n'avoir fait antérieurement aucune maladie grave, n'avoir, en particulier, jamais éprouvé de douleurs rhumatismales. Pas d'excès alcooliques. Il se portait très-bien le 26 août, quand, travaillant dans une carrière largement ouverte du reste à l'air extérieur, il est surpris, avec ses camarades, par un éboulement. Il parvient à se dégager avec plusieurs d'entre eux et sans lésion, et il se met immédiatement à l'œuvre pour retirer quelques compagnons moins heureux qui ont été ensevelis. Après un travail de deux heures des plus fatigants, il est profondément impressionné en voyant qu'on ne retire que des cadavres. Il n'éprouve cependant en sortant du puits aucun sentiment de défaillance; mais, le corps couvert de sueur et à demi nu, il reçoit la pluie qui tombe à torrents; et là, sur le théâtre de l'accident, au bout de quelques instants à peine, il éprouve un violent frisson avec refroidissement général et claquement des dents. Il revient chez lui soutenu par ses amis, et se met au lit : après une demi-heure ou trois quarts d'heure, le frisson est remplacé par une chaleur intense, qui amène une transpiration abondante et générale. Dans la soirée même, on remarque que sa voix est nasonnée. Quand il avale, les boissons reviennent en partie par le nez, et provoquent en outre de la toux; légères douleurs de reins.

Le lendemain, 27, ces douleurs augmentent en même temps que la gêne de la déglutition; puis surviennent des crampes douloureuses aux pieds, suivies d'un sentiment d'engourdissement, de froid, aux quatre extrémités, dont les mouvements et la sensibilité s'affaiblissent progressivement les jours suivants. La chaleur légère éprouvée le jour par le malade augmente la nuit et s'accompagne, au bout d'un certain temps, de sueurs peu abondantes, sans rémission notable dans le malaise.

Il n'a pris ou pu prendre aucun aliment solide; la face s'est rapidement amaigrie. Notons l'absence de vomissements.

L'administration d'un purgatif est suivie de peu d'effet.

État actuel. Décubitus dorsal; les traits expriment l'abattement, l'asthénie, mais pas de stupeur; les pommettes, saillantes et légèrement colorées, font ressortir le teint pâle et un peu mat du reste de la figure; les narines sont manifestement pulvérulentes; le facies fait naître l'idée d'une fièvre adynamique. Mais, aux premiers mots que veut répondre le malade, on est frappé de l'altération du timbre de la voix, qui est profondément nasonnée et peu distincte. L'examen immédiat de la voûte palatine, du voile du palais et de ses piliers, des faces latérales et postérieures du pharynx, ne fait découvrir ni solution de continuité, ni gonflement, ni rougeur anormale; mais le voile du palais est notablement abaissé, sa courbure augmentée, et il paraît à peu près immobile dans les mouvements de déglutition qu'on fait faire au malade. Ces efforts de déglutition sont du reste pénibles et douloureux. C'est après cet examen que le malade nous affirme qu'il n'a pas eu, avant l'accident, le moindre mal de gorge ni de difficulté dans la déglutition. Les ganglions sous-maxillaires ne sont ni engorgés, ni douloureux.

Le malade essaye d'avaler une gorgée de tisane qui revient en grande partie par le nez et provoque la toux. Il mâche une bouchée de pain de médiocre volume, et la retourne longtemps dans sa bouche sans pouvoir parvenir à l'avaler. Ceci semble indiquer une paralysie du pharynx, qui ne peut saisir et emporter le bol alimentaire. Les muscles du cou sont affaiblis, et ont de la peine à maintenir la tête verticale dans la position assise; un lumbago très-douloureux rend d'ailleurs cette position impossible à garder. Du reste, dépression considérable des forces générales.

La paralysie ne se borne pas aux muscles du cou et à la gorge. Les membres supérieurs, collés au corps à l'état de repos, exécutent bien tous leurs mouvements, mais ne peuvent rester soulevés qu'un temps très-court et avec beaucoup de fatigue. Le malade ne serre que péniblement la main qu'on lui présente; la sensibilité à la douleur est un peu diminuée, mais persiste entière pour le toucher, le chaud et le froid. Le malade trouve ses mains engourdies, et dit y éprouver de temps à autre des fourmillements non douloureux.

Ces phénomènes sont tout aussi prononcés aux extrémités inférieures; la station debout est complétement impossible.

La miction s'exécute régulièrement; la respiration est peu haute (34 inspirations à la minute); l'auscultation ne fait rien découvrir dans la poitrine; pouls à 116, régulier, ni grand, ni dur; chaleur de la peau modérée; la langue, un peu rouge sur les bords, est recouverte d'un léger enduit blanchâtre à son centre; pas de céphalalgie marquée, sens intacts, intelligence complète.

Médication perturbatrice : tartre stibié, 0,50 grammes dans un julep, à prendre par cuillerée d'heure en heure.

Quatre cuillerées sont prises sans modification dans l'état du malade; il a pu, avec beaucoup de précaution, les avaler en grande partie; à la cinquième, il est pris de suffocation et se remet au bout de quelques minutes (il était allé auparavant deux fois à la selle et abondamment). Depuis lors un état grave se prononce et progresse rapidement; à cinq heures du soir, nous le trouvons dans l'état suivant : prostration excessive des forces; respiration haute, ne se faisant que par les côtes supérieures; paralysie du diaphragme manifestée par la dépression des hypochondres dans l'inspiration; râle trachéal, bruyant, entendu à distance; pouls petit, serré, et d'une fréquence extrême; intelligence complète.

Mort à six heures, après dix heures de séjour à l'hôpital et cinq jours de maladie.

Autopsie le 2 septembre, à sept heures du matin.

Cadavre amaigri, pourvu néanmoins de muscles forts et rouges. Les veines du cou et du thorax, le cœur droit, sont très-modérément remplis d'un sang noir liquide. Foie non gorgé de sang. Cœur gauche sans caillots. Il semble que la mort n'a pas seulement eu lieu par asphyxie. Un examen scrupuleux ne fait découvrir aucune lésion dans l'intestin. Les plaques de Peyer, les muqueuses palatine et pharyngée, sont d'une blancheur remarquable. On ne trouve rien dans le cerveau à l'œil nu ni au microscope.

Siége. Les paralysies les plus fréquentes sont sans contredit celles des muscles soumis à l'influence du nerf facial, du radial, et de ceux des extrémités inférieures (nerf poplité externe surtout). On a aussi observé la paralysie du moteur oculaire commun, du moteur oculaire externe; des muscles scapulaires, un ou plusieurs ensemble, chaque muscle en totalité ou en partie : en première ligne le deltoïde; du grand dentelé; des masses sacro-lombaires à la suite de lumbago; des muscles du bras, avec mouvement des doigts et de la main intacts, et perte des mouvements de pronation et de supination d'un membre thoracique tout entier. (Souvent la paralysie des membres inférieurs ne se limite pas aux divisions d'un nerf, mais envahit toute la circonférence du membre de bas en haut.) La paralysie peut s'arrêter au pied, à la jambe, ou s'emparer de tout le membre; les deux côtés peuvent être pris ensemble ou séparément. Quand ils sont paralysés ensemble rapidement, ainsi que les sphincters de la vessie et du rectum, il faut bien admettre une affection de la moelle, de même qu'il faut invoquer une maladie du cerveau dans les cas d'hémiplégie.

Toutes ces paralysies rhumatismales partagent la marche, la durée et la terminaison de celles tenant au rhumatisme musculaire, quand, comme elles, elles passent à l'état chronique.

Si on met à part ces paralysies appartenant à la période aiguë du rhumatisme articulaire, et celles consécutives au rhumatisme musculaire, y en a-t-il beaucoup qui se développent à la longue, par suite d'attaques fréquentes de rhumatisme? Le Dr Abeille dit : « Quand la paralysie se rattache à la goutte ou au rhumatisme, elle ne se prononce qu'après des attaques répétées de ces maladies. Son début est insaisissable, à tel point, que les malades se font volontiers illusion et pensent que les membres ne sont que momentanément empêchés de se mouvoir, maltraités qu'ils ont été par la goutte et le rhumatisme, et ils espèrent toujours voir cet état se dissiper d'un instant à l'autre. » Bien que M. Abeille ne spécifie pas, nous pensons que ces paralysies lentes, ne débutant pas au moment d'une attaque, doivent être attribuées au rhumatisme musculaire.

DIAGNOSTIC.

Si la paralysie se montre avec la douleur, et apparaît ainsi comme un des éléments du rhumatisme musculaire, soit qu'elle cesse avec la douleur, soit qu'elle lui survive, tout se ramène au diagnostic du rhumatisme musculaire, et celui-ci se reconnaît facilement. Dans ces cas la paralysie fait partie intégrante de l'attaque rhumatismale. D'autres fois elle se développe lentement, et on ne saurait lui assigner un début ; mais alors c'est après de nombreuses attaques de rhumatisme, qui semblent laisser un petit reliquat dans leurs intervalles. La paralysie peut débuter d'emblée sur un muscle qui n'a pas souffert, et être ainsi une première manifestation de la diathèse sur l'individu. Ce n'est qu'un examen scrupuleux qui pourra amener à déterminer la nature de la maladie. Y a-t-il des signes extérieurs de la diathèse rhumatismale ? Pas toujours ; mais souvent les individus dévolus au rhumatisme ont la peau blanche, mince, peu fournie de matière pigmentaire et de poils, sensible au froid, et entrant facilement en sueur ; il y a peu d'embonpoint, et l'état nerveux domine ; quelquefois tendance à la mélancolie. Si on trouve ces signes, ce ne sera qu'une présomption, mais ils devront donner l'idée d'une maladie rhumatismale. S'il s'y joint de l'hérédité, des circonstances extérieures déterminantes du rhumatisme, comme le froid ou l'humidité tenant à la saison, à l'habitation, à la profession du malade, ce sera suffisant pour diagnostiquer une maladie rhumatismale. Du reste, celle-ci ne tardera pas le plus souvent à s'accompagner d'autres signes de l'affection, surtout du côté des séreuses, des tissus fibreux, musculaires. Du moment qu'une maladie évidemment rhumatismale vient s'adjoindre à une paralysie qui ne peut être attribuée à aucune autre cause connue, on est en droit de diagnostiquer une paralysie rhumatismale. Quand elle vient par un rhumatisme musculaire, elle en présente la marche, la durée et les exacerbations, sauf à rester après lui et durer plus ou moins longtemps ; mais, si elle se manifeste sur des masses musculaires qui n'ont pas souffert directement du rhumatisme, elle a une allure qui la trahira bientôt aux yeux du médecin clairvoyant ; son début est rapide, imprévu, pendant le cours d'une maladie rhumatismale (articulaire le plus souvent), elle s'étend sur une région, sur un membre tout entier ; elle peut même amener une paraplégie ou une hémiplégie complète en quelques instants ; on croit à une maladie grave, puis tout s'arrête. La paralysie rétrograde en général rapidement, et ne laisse rien après elle qui puisse faire supposer une lésion des troncs ou des centres nerveux ; sa disparition est surtout rapide, quand à son apparition les autres symptômes rhumatismaux se sont effacés, car si ces derniers reviennent, ils entraînent ordinairement la disparition de la paralysie. De plus, elle passe d'un membre à un autre, elle gagne de la périphérie vers le tronc, elle s'évanouit pour reparaître encore, sans que rien puisse expliquer cette mobilité et cette marche capricieuse. Or c'est un trait distinctif du rhumatisme de toucher à tous les tissus, de parcourir toutes ces régions, de passer d'une séreuse à une autre, d'un muscle au système nerveux ; il détermine des mouvements fluxionnaires rapides, passagers, commencement de phlegmasies locales qu'il laisse inachevées dans sa course vagabonde.

Enfin la terminaison est ordinairement favorable : les paralysies rhumatismales sont relativement de courte durée ; on en voit de rebelles, mais c'est l'exception, comme les tumeurs blanches rhumatismales sont la terminaison rare de l'arthrite rhamatismale. La mort a eu lieu dans le cas d'hémiplégie de M. Bourdon, mais ce n'est pas elle qui l'a amenée, et elle était déjà fort améliorée. Nous donnons deux cas de terminaison fatale, mais nous n'en avons pas trouvé d'autres, et, dans ces deux cas, on n'a rien trouvé à l'autopsie qui expliquât les phénomènes observés pendant la vie : si les malades eussent guéri, on aurait attribué tous les accidents au rhumatisme, comme dans le cas d'hémiplégie de M. Trousseau, comme dans son autre cas de paralysie presque générale; car il n'y a que le rhumatisme qui peut ainsi troubler les fonctions des centres nerveux sans y produire de lésion; or, dans nos deux cas, il n'y avait pas de lésion. Qu'était-ce donc, si ce n'est du rhumatisme?

Le traitement n'est pas inutile pour le diagnostic; les paralysies rhumatismales méconnues ou abandonnées à elles-mêmes ont une fâcheuse tendance à passer à l'état chronique, tandis qu'une médication appropriée réussit souvent et vient confirmer la nature de la maladie : un puisatier travaille depuis vingt ans les jambes dans l'eau; il est pris de paraplégie, sans avoir jamais eu de manifestation rhumatismale. Ce n'est que plusieurs jours après qu'il a quelques douleurs dans les lombes : amélioration rapide par les bains de vapeurs; nouvelle raison pour croire à un rhumatisme.

On distinguera les paralysies hystériques grâce à l'étude des causes, des antécédents, de l'état actuel, de l'ensemble et des particularités de la maladie, de sa marche, de l'influence du traitement. D'après M. Duchenne, la sensibilité électrique est diminuée ou abolie dans la paralysie hystérique, tandis qu'elle est normale ou accrue dans la paralysie rhumatismale.

Pour les paralysies suite d'empoisonnement, on aura recours aux antécédents; de plus, dans la paralysie saturnine, la contractilité électro-musculaire est éteinte, sans compter que l'intoxication saturnine se manifestera par d'autres symptômes.

La paraplégie suite d'altération de la moelle sera suivie rapidement de la perte de la contractilité électro-musculaire dans les membres inférieurs. Il est du reste des paraplégies sans lésions de la moelle, et où ce signe manquera; on sera en droit de dire que la paralysie n'est pas rhumatismale, s'il n'y a pas du rhumatisme ni l'hérédité, ni la diathèse, ni les circonstances occasionnelles, ni des manifestations actuelle ou antérieure du côté des articulations, des muscles, etc.

Quant à l'exaltation de la sensibilité et à la contracture, elles paraissent bien plus rares dans le rhumatisme de la moelle que dans la phlegmasie qui attaque cet organe ou ses enveloppes.

Il n'y a pas lieu de distinguer la paralysie rhumatismale de cause cérébrale, des diverses affections aiguës du cerveau, puisqu'on admet, M. Monneret entre autres, que le rhumatisme peut déterminer la congestion, l'inflammation de l'encéphale et de ses enveloppes, et déterminer la paralysie, aussi bien que le délire, le coma. Ces maladies, du reste, ne se développent guère que dans le cours d'un rhumatisme aigu, et durent peu : la paralysie peut disparaître quand le rhumatisme émigre ailleurs, quoique le plus souvent peut-être elle dure jusqu'à la mort.

PRONOSTIC.

La gravité des paralysies rhumatismales est subordonnée à leur étendue et à leur siége ; cela se comprend du reste, les unes pouvant menacer la vie dans un avenir prochain, ou la rendre pénible ; les autres se réduisant à une légère incommodité. Leur durée est courte en général, quelquefois quand on les abandonne à elles-mêmes, et surtout quand on les combat convenablement. La mort est une exception, et les cas rebelles aux divers traitements forment la minorité. Il est vrai qu'étant sous la dépendance d'une diathèse qui ne mourra qu'avec l'individu, elles sont sujettes à récidive.

CAUSES.

Elles ne sauraient être que celles du rhumatisme : la diathèse, l'hérédité, les causes extérieures..... Passons. Notons seulement l'état puerpéral. M. Trousseau a décrit, comme étant de nature rhumatismale chez les jeunes accouchées, une espèce d'épidémie caractérisée par des douleurs mobiles, des contractures des mains et des pieds, parfois une perte complète de la vue, alternant avec d'autres phénomènes, et en particulier des paralysies localisées.

ANATOMIE PATHOLOGIQUE.

Dans les paralysies anciennes, il y a atrophie et transformation graisseuses des muscles : il n'y a rien de particulier à en dire. Quant aux paralysies tenant à une maladie rhumatismale de la moelle ou du cerveau, le plus souvent on ne trouve rien, ou bien simplement de la méningite, de la congestion, qui n'ont que rarement quelque rapport avec les symptômes observés pendant la vie.

TRAITEMENT.

1° *Traitement préventif.* — Il ne saurait être autre que celui qu'on emploie contre le rhumatisme en général. Il consiste surtout à éviter le froid et l'humidité, qu'ils tiennent à la profession, à l'habitation ou au climat; à se prémunir contre les causes accidentelles de refroidissement au moyen de vêtements convenables, de la flanelle; à entretenir les forces et la chaleur de l'économie par l'exercice musculaire. Ce n'est pas que le froid à lui seul produise le rhumatisme, mais il lui fraye la voie, et le met en scène.

2° *Traitement curatif.* — Dans les paralysies développées pendant le rhumatisme musculaire ou articulaire aigu, avec douleurs, fièvre, accidents congestifs ou inflammatoires, on aura recours aux saignées générales, surtout aux locales, aux ventouses scarifiées et aux sangsues appliquées *loco dolenti*, le long du rachis ou à l'anus pour les accidents de la moelle, à la nuque contre ceux du cerveau... on opérera une dérivation sur la peau par les vésicatoires, sur l'intestin par les purgatifs ; on calmera les douleurs par les émollients, par les narcotiques à l'intérieur, appliqués sur l'épiderme ou sur la peau dénudée. Enfin, quand les symptômes aigus auront disparu, les médications ne manquent pas, sinon toujours heureuses, du moins toutes vantées successivement, pour avoir eu des succès. A l'extérieur, les applications et les frictions aromatiques, stimulantes, les épispastiques répétés, les exutoires, les moxas, la cautérisation transcurrente, les cautères, l'acupuncture, l'électro-puncture, le massage, les bains et les douches de vapeurs, les bains sulfureux ou au sublimé, les bains russes, les bains de mer, certaines eaux thermales sulfureuses. A l'intérieur, la vératrine, la strichnine, la brucine, le seigle ergoté, le *rhus radicans*, l'émétique, le sulfate de quinine, les préparations iodées.

M. Macario vante les bains de vapeurs à l'essence de térébenthine, l'hydrothérapie, surtout la douche écossaise qui consiste à soumettre le malade à des ondées alternativement chaudes et froides, de manière à produire une vive sensation.

M. L. Fleury a toujours réussi par les moyens suivants : contre le rhumatisme musculaire léger, application *loco dolenti* d'un linge mouillé et tordu recouvert d'un morceau de taffetas : la peau ne tarde pas à s'échauffer fortement, et il en résulte une espèce de bain de vapeurs local ; au bout de douze heures, on lotionne à l'eau froide. Quand le rhumatisme musculaire est rebelle, deux ou trois sudations à l'étuve sèche, suivies d'une douche froide, en feront justice. Contre le rhumatisme musculaire chronique, douches froides d'eau à 8° ou 10°, ayant une grande force de projection, en variant l'appareil et l'administration suivant les cas ; deux séances par jour de douches froides, locales et générales, précédées ou non de la sudation à l'étuve sèche ; compresses mouillées sur la région malade : il ne faut pas, dit-il, abuser du calorique qui réveille quelquefois les douleurs, et les sudations doivent être réduites à une ou deux par semaine, dès que les fonctions cutanées sont convenablement établies, que la transpiration est facile et abondante. M. Monneret admet aussi la supériorité de la médication hydrothérapique, qui, tout en s'attaquant à la maladie locale, agit comme un reconstituant général.

Quand la maladie est ancienne, surtout qu'elle remonte à un rhumatisme musculaire, et qu'il y a atrophie, il faut agir avec persévérance.

L'électricité, dit Becquerel, seule ou jointe à l'hydrothérapie, peut guérir les paralysies les plus avancées. Il est probable que lorsque l'électricité échoue à son tour, cela tient à ce qu'une partie des fibres musculaires a disparu assez complétement, pour qu'on ne puisse développer suffisamment celles qui existent encore.

Enfin, comme traitement général, on soutiendra le malade par une nourriture substantielle, par des toniques de toute sorte, le quina, et on le maintiendra dans les meilleures conditions hygiéniques possibles.

QUESTIONS

SUR

LES DIVERSES BRANCHES DES SCIENCES MEDICALES.

Physique. — Du saut vertical, de sa théorie en tenant compte des masses.

Chimie. — Des caractères distinctifs de l'acide tartrique.

Pharmacie. — Quelles sont les règles applicables à la préparation des sirops médicamenteux?

Histoire naturelle. — Qu'est-ce que c'est qu'un bulbe? Des divers bulbes employés en médecine.

Anatomie. — De la structure des ganglions nerveux.

Physiologie. — Des agents de la dilatation de la poitrine.

Pathologie interne. — Des lésions de l'intestin grêle dans la fièvre typhoïde.

Pathologie externe. — Des fractures des os du bassin.

Pathologie générale.—Des altérations de l'urine dans les maladies.

Anatomie pathologique. — De la moelle épinière.

Accouchements. — Du cancer de l'utérus chez les femmes enceintes.

Thérapeutique. — De l'action thérapeutique du musc.

Médecine opératoire. — Du traitement des plaies pénétrantes de l'abdomen.

Médecine légale. — Des lésions mentales survenues à l'occasion de l'exercice de l'une des fonctions de la santé, par exemple, à l'occasion du sommeil, de la grossesse, de l'accouchement, etc.

Hygiène. — Des dispositions héréditaires à la phthisie tuberculeuse, et du régime qu'elles exigent.

Vu, bon à imprimer.

MONNERET, Président.

Permis d'imprimer.

Le Vice-Recteur de l'Académie de Paris,

A. MOURIER.

www.ingramcontent.com/pod-product-compliance
Ingram Content Group UK Ltd.
Pitfield, Milton Keynes, MK11 3LW, UK
UKHW022007260726
13994UKWH00004B/1975

9 782329 072883